NOTICE

SUR LES APPLICATIONS THÉRAPEUTIQUES
ET LE MODE D'EMPLOI

DU

COTON DU DR MÉHU

Pharmacien en chef de l'hôpital Necker.

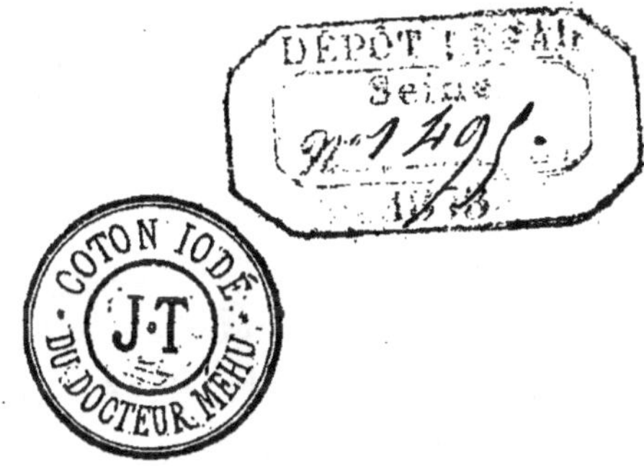

Marque de fabrique.

A PARIS

A LA PHARMACIE J. THOMAS,

48, Avenue d'Italie,

seul préparateur du coton du Dr Méhu.

—

1873

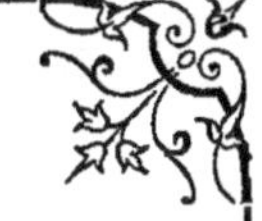

APPLICATIONS THÉRAPEUTIQUES

ET MODE D'EMPLOI

DU

COTON DU DR MÉHU

LE COTON IODÉ DU DOCTEUR MÉHU est un médicament destiné à faire agir l'iode en vapeur sur la peau, sans le secours d'aucun appareil spécial. Ses effets sont de deux ordres : 1° il cède à l'organisme une petite quantité d'iode; 2° il produit à la surface de la peau un effet calorifique ou irritant, que l'on peut rendre à volonté faible ou très-intense. A petite dose, il se substitue aux anciens sachets contre le goître et les engorgements ganglionnaires; à plus forte dose, il remplace, dans le plus grand nombre des cas, les topiques irritants en usage aujourd'hui : les vésicatoires, les sinapismes, les emplâtres stibiés, de thapsia, les frictions à l'huile de croton, etc. Il se substitue également à la teinture d'iode et aux diverses préparations iodées (solutions et pommades) usitées pour la médication externe.

Le coton iodé n'est pas un agent thérapeutique nouveau, mais une forme nouvelle donnée à un médicament des plus précieux et des mieux connus. Cette forme rend l'iode applicable sur tous les points de la surface cutanée dans un état de division extrême. Ses effets sont faciles à graduer en variant l'épaisseur de la couche employée, son étendue et la durée de son action.

A petite dose, il agit tout particulièrement sur le système glandulaire par l'iode qu'il cède à l'économie tout entière; à haute dose, c'est un agent de calorification locale, dont les effets peuvent devenir très-irritants.

Avant d'examiner ses qualités et ses avantages particuliers, je vais dire quelques mots sur sa nature, et les inconvénients des préparations qu'il est appelé à remplacer.

Sur la nature du coton iodé. — Parmi les corps organiques, l'amidon, le liége, le tannin, le papier, etc., fixent l'iode plus ou moins facilement, mais ils ne le cèdent plus à l'état de nature ou ne le cèdent que dans une très-faible proportion.

Le coton fixe l'iode assez difficilement, de la même façon qu'il fixe les matières colorantes qui servent à le teindre. Il le conserve intact, à l'abri de l'air, aussi longtemps que l'on veut; mais, à l'air libre, il perd peu à peu son iode, régulièrement, d'autant plus vite que la température est plus élevée. La température du corps est très-favorable à ce dégagement de vapeurs d'iode.

En vain a-t-on essayé, pendant longtemps, de fixer l'iode sur le coton en l'imprégnant d'une dissolution d'iode dans l'éther, le sulfure de carbone, la benzine, etc.; l'iode disparaît avec le dissolvant, à mesure que celui-ci s'évapore. La solution alcoolique ne laisse que de faibles traces d'iode sur le coton, et la préparation ne peut être desséchée.

Le coton imprégné de teinture d'iode sert en Angleterre (1) à la guérison des tumeurs ganglionnaires du cou.

(1) Priestley. Iodtinctur getraenkten Baumwollenbäuschen gegen den cervix : *Schmidt's Jahrbücher*, t. CXLIX, p. 54.

Ce n'est plus l'iode en vapeurs qui agit ici, mais l'iode dissous dans l'alcool, dont les effets caustiques sont immédiats, violents, nullement comparables à ceux du coton iodé.

De longues recherches, poursuivies pendant trois années, m'ont conduit à un procédé de fixage de l'iode sur le coton, qui donne un produit supérieur à tous les moyens employés jusqu'à ce jour pour faire agir ce métalloïde sur la peau, et prolonger son action à volonté, sans appareil spécial.

Les principaux résultats de cette étude sont consignés dans le *Bulletin général de thérapeutique médicale et chirurgicale* (1), le *Journal de pharmacie et de chimie* (2) et l'*Annuaire pharmaceutique* (1871-1872).

Ce travail a été reproduit dans un grand nombre de recueils français et étrangers (3).

INCONVÉNIENTS DES VÉSICATOIRES, DES SINAPISMES, DES EMPLATRES STIBIÉS, etc., LEUR REMPLACEMENT PAR LE COTON IODÉ. — Le vésicatoire ordinaire ne peut être laissé en place au delà d'un jour sans risques de gangrène de la peau. Un second vésicatoire n'est réapplicable sur le même point qu'après un espace de temps considérable.

(1) 15 juillet 1871.

(2) 4e série, t. XIII, 1871, p. 388.

(3) Mit iod imprägnirte Baumwolle von Méhu : *Schmidt's Jahrbücher*, 1870, t. CLI, p, 270.

Ueber iodirte Baumwolle von Méhu : *Vierteljahresschrift für praktische Pharmacie* de Wittstein. 1872, p. 556.

Jodirte Watte von Méhu : *Archiv der Pharmacie*, 1872, p. 176, d'après *The Pharmaceutical Journal and Transactions* , septembre 1871, p. 245.

Jodised Cotton : *Year-Book of Pharmacy*, 1872, p. 375.

Par la cantharidine qu'il renferme, le vésicatoire exerce sur les reins une action irritante spéciale, grave chez certains sujets, capable d'amener la présence de l'albumine dans l'urine.

C'est une grande erreur que de supposer nécessaire à la guérison la hideuse plaie qui résulte de l'application d'un large vésicatoire ou d'un emplâtre stibié. C'est là un des restes de ces médications barbares d'autrefois, objet d'effroi pour les enfants, parfois plus douloureuses que le mal, généralement impuissantes à le guérir rapidement, et qui laissent après elles des traces indélébiles.

L'huile de croton, les emplâtres stibiés, l'emplâtre de thapsia (1), produisent des éruptions très-douloureuses et des cicatrices souvent ineffaçables.

Le sinapisme n'est pas supportable au delà de quelques minutes ; plus tard, il produit des douleurs intolérables et souvent la gangrène de la peau. Ses effets ne peuvent être gradués ; ils sont tout à fait passagers. La douleur qu'il provoque masque un instant celle du mal qu'il est appelé à guérir ; il réussit quelquefois à déplacer momentanément un point névralgique, mais son action est de trop courte durée pour qu'il donne des résultats durables dans les affections chroniques.

AVANTAGES DU COTON IODÉ. — Au lieu des accidents graves et douloureux qu'entraîne si fréquemment avec elle l'application prolongée des emplâtres vésicants et des sinapismes, le coton iodé produit une chaleur vive, une irritation aussi facile à régulariser qu'à supprimer, et ne

(1) Le thapsia peut donner lieu à une cystite aiguë, comme les cantharides (*Union médicale*, 1870, p. 38).

laisse après son emploi qu'une exfoliation sèche et insensible de l'épiderme. Encore faut-il que son action ait duré assez longtemps et qu'on l'ait employé en couche suffisamment épaisse.

Il n'est, en effet, presque jamais besoin que le coton iodé produise une sensation de brûlure pour obtenir son effet thérapeutique. Une simple sensation de chaleur vive est suffisante. Si cette limite vient à être dépassée, il faut diminuer la masse de coton iodé, car il est plus avantageux de prolonger son action modérée pendant plusieurs jours que de la rendre intense et de courte durée.

À plus forte raison, *quand il s'agit de la peau délicate d'une femme ou d'un enfant, dans certaines régions surtout, faut-il en user avec prudence,* pour éviter l'apparition de phlyctènes, du reste rarement observées.

Ce n'est pas un mince avantage pour le coton iodé de n'exiger de pansement d'aucune sorte, car il ne fait subir à l'organisme aucune perte de substance, contrairement à ce qui arrive avec les vésicatoires.

Et d'ailleurs, si l'on voulait obtenir du coton iodé un effet révulsif très-intense dans un assez court espace de temps, en un mot, si l'on tenait à produire un effet voisin de celui des moxas ou de la cautérisation au fer rouge, on emploierait une couche épaisse de coton iodé, sur laquelle on étendrait une couche de coton cardé ordinaire; on fixerait le tout à l'aide d'une bande un peu serrée, de façon à concentrer les vapeurs d'iode sur le point désigné. La douleur devenant très-vive, il ne faudrait pas persévérer trop longtemps.

On peut assurément donner au coton iodé une plus large surface qu'aux vésicatoires, et, sans léser la peau,

sans y faire naître ni pustules, ni déchirures d'aucune
sorte, réaliser une augmentation immense de la circulation locale, et produire en peu de temps, sans lésions ni
douleurs vives, une guérison beaucoup plus certaine.

Pendant les premières heures, le coton iodé perd la
plus grande partie de l'iode qu'il renferme ; à mesure
qu'elle se dégage, la vapeur d'iode se fixe sur les tissus,
les irrite, et n'est qu'en faible partie absorbée. Si l'on
a eu soin de recouvrir la couche de coton iodé d'une
couche épaisse de coton cardé ordinaire, la déperdition
de l'iode à l'extérieur est plus lente et ses effets thérapeutiques sont à la fois plus intenses et de plus longue
durée. Quand le coton est en grande partie décoloré, il
est inutile de l'enlever ; en le laissant sur place, il conti-
nue à entretenir une douce chaleur jusqu'à parfaite guérison, sans causer au malade d'autre désagrément qu'un
chatouillement souvent agréable.

Même quand on exagère les effets du coton iodé, l'irritation qu'il produit est locale et longtemps supportable.

On peut renouveler sur le même point les applications
de coton iodé, et les répéter d'autant plus souvent qu'on
en emploie de moindres doses.

Enfin, et ce point mérite une attention toute spéciale,
il ne produit aucune plaie, aucun effet sensible au pre-
mier contact, et les enfants ne font aucune difficulté de
se le laisser appliquer.

APPLICATIONS SPÉCIALES

RHUMATISME. — Il est assurément peu d'états morbides dont la nature soit aussi ignorée que celle du rhumatisme ; jusqu'à présent on ne connaît que ses nombreuses formes et les moyens que l'expérience et l'observation ont signalés comme les plus propres à les combattre.

Les médecins de tous les pays s'accordent à dire aujourd'hui que l'indication thérapeutique qui prime toutes les autres dans le ***traitement du rhumatisme chronique*** consiste à exciter la *calorification générale et locale* des rhumatisants, calorification qui est inégale ou moindre chez eux que chez les autres sujets. Le froid, le froid humide surtout, réveille le rhumatisme et augmente l'intensité de ses manifestations. Or, ***le coton iodé est un énergique moyen de calorification locale***, c'est à ce titre qu'il trouve de fréquentes applications dans le traitement du rhumatisme.

Tantôt le rhumatisme s'attaque aux tissus fibreux des articulations et les rend immobiles, tantôt il se fixe sur un ou plusieurs muscles, il en gêne les mouvements, les rend douloureux ou impossibles. Le ***torticolis*** (rhumatisme des muscles du cou), le ***lumbago*** (rhumatisme des muscles de la région lombaire), la ***pleurodynie*** (rhumatisme des muscles des parois de la poitrine) sont des manifestations locales de la diathèse rhumatismale, sur lesquelles le coton iodé exerce une action rapide et des plus salutaires.

Quelquefois le rhumatisme s'empare de nos viscères, il y provoque la dysentérie, l'entéralgie, les coliques intestinales ; dans d'autres cas, il crée sur les valvules du cœur des lésions qui sont la source la plus ordinaire des affections cardiaques. Ailleurs, le rhumatisme a des manifestations presque exclusivement nerveuses (névralgies, pleuralgie, contracture, paralysie).

Sous l'influence d'un refroidissement, le rhumatisme se traduit souvent par des épanchements de sérosité dans les cavités articulaires (*hydarthroses*), dans la cavité thoracique (*pleurésie*), comme aussi dans la cavité de l'arachnoïde (*méningite rhumatismale*). Dans ces cas d'épanchements séreux, une des principales indications thérapeutiques consiste à éveiller dans les tissus voisins du siége de l'épanchement une plus grande activité de la circulation et même la vésication. Le coton iodé a trouvé ici une de ses plus heureuses applications. Les succès qu'il a donnés dans *la résorption des liquides épanchés dans la plèvre, dans diverses cavités articulaires, au genou principalement,* ont dépassé toute attente. Il est infiniment mieux et plus longtemps supporté que les applications si douloureuses de teinture d'iode et d'un effet beaucoup plus certain.

L'arthrite, et surtout l'arthrite d'origine rhumatismale, trouve dans le coton iodé un de ses plus sûrs moyens de guérison.

Dans la *forme aiguë du rhumatisme localisé dans une articulation,* l'action des irritants superficiels, celle des vésicatoires par exemple, a donné de grands succès ; j'ai indiqué précédemment les nombreux inconvénients du vésicatoire ; le coton iodé vient en prendre la place, car il produit des effets plus durables, sans qu'il soit besoin de léser la peau.

Le vésicatoire, le sinapisme ont une trop courte durée d'action pour faire disparaître le rhumatisme chronique, aussi , *la forme chronique du rhumatisme musculaire ou articulaire* réclame-t-elle l'emploi exclusif du coton iodé comme l'agent dont les effets calorifiques ou irritants peuvent être gradués et surveillés le plus facilement, sans inconvénients pour le malade.

Mais il n'est aucun besoin d'invoquer la diathèse rhumatismale pour observer la plupart de ces affections.

C'est ainsi qu'à la fin de la *bronchite aiguë*, comme aussi dans *la bronchite chronique*, alors que les signes de congestion ont à peu près disparu et que la toux persiste avec une expectoration de plus en plus épaisse et colorée, on a recours à la médication révulsive, à l'excitation de la peau ; on provoque la sueur par des bains de vapeur, par des frictions sèches ; on applique des vésicatoires, des emplâtres de poix de Bourgogne, de thapsia, on fait des frictions à l'huile de croton, à la pommade stibiée, etc. Le coton iodé se prête à merveille à cette excitation locale de la peau ; car, mieux que les rubéfiants et les vésicants ordinairement employés, il peut être appliqué sur une large surface, et, par la vive chaleur qu'il produit, il détermine localement une sudation abondante, une vive irritation, sans qu'il soit besoin de pousser ses effets jusqu'à la lésion de la peau.

Une couche épaisse de coton iodé, sur laquelle on applique une couche d'ouate ordinaire, se maintient facilement sur le devant de la poitrine et sur le dos, même sans l'aide d'une bande, surtout sous un vêtement de flanelle.

Une bande de toile rend l'effet plus énergique, en concentrant la vapeur d'iode dans un étroit espace, diminuant sa volatilisation à l'extérieur.

Un coussin de coton iodé un peu serré, de l'épaisseur du petit doigt, suffit généralement, même sur les points les plus douloureux. Si la douleur est vive, il ne faut pas trop insister ; desserrer la bande peut être suffisant, mais il vaut mieux enlever une partie de l'agent actif, sauf à la replacer quelques heures plus tard.

ACTION DÉSINFECTANTE DU COTON IODÉ.

L'idée d'utiliser l'iode en vapeur à la désinfection est pratiquée depuis longtemps dans les hôpitaux de Paris. A l'hôpital Necker, M. le Dr Desormeaux suspendait ordinairement dans le lit des amputés et des malades dont la suppuration se fait sur une grande surface un flacon à large ouverture, au fond duquel il mettait quelques grammes d'iode : c'est le plus simple de tous les appareils. ***Le coton iodé est un moyen*** bien plus commode ***de répandre des vapeurs d'iode dans un espace quelconque.*** Il est surtout précieux pour faire absorber de l'iode en vapeurs par la voie pulmonaire.

Chacun connaît aujourd'hui la méthode de pansement à la ouate proposée par M. le Dr Alph. Guérin pour les amputés et les grands succès qui lui sont dus. L'addition d'une couche de coton iodé dans les couches externes du pansement garantit la plaie contre les agents putrides extérieurs et enlève l'odeur de la suppuration.

Bien que le coton iodé puisse être appliqué dans le voisinage des plaies, ***comme agent désinfectant,*** *je ne conseille à personne d'en faire usage sur des plaies vives,* à cause de son action irritante. Quelques ulcères chroniques en ont ressenti d'excellents effets. C'est là une application rare et difficile à définir à l'avance.

GOÎTRE. ENGORGEMENTS GANGLIONNAIRES DU COU, DE L'AINE, ETC.

La guérison du goître simple est une des plus anciennement connues et l'une des plus merveilleuses propriétés de l'iode.

Au moyen âge, on torréfiait l'éponge et certaines plantes marines (des *fucus* principalement); on en faisait des sachets pour les goîtreux et les individus atteints de tumeurs strumeuses. Il n'y avait là que des traces d'iode, qui ont donné des succès incontestés. Il est juste d'ajouter que l'administration de ces substances à l'intérieur n'a pas peu contribué aux guérisons. Différentes préparations contenant des plantes marines, de l'éponge torréfiée, ou des sels capables de donner de l'iode libre par leur mélange et leur exposition à l'air (poudre de Sency, collier de Morand, etc.) ont été utilisées dans le même but jusqu'à ces derniers temps.

Le coton iodé est bien supérieur à ces moyens tout primitifs. *Dans les cas de goîtres ou d'engorgements ganglionnaires, il ne doit être employé qu'à faible dose,* surtout s'il existe quelques légères excoriations qui rendraient son application trop douloureuse. C'est ici tout spécialement qu'il faut rendre son action très-faible, n'employer pour cela que des doses suffisantes pour jaunir légèrement la peau, parce que son action doit être prolongée quand la maladie remonte à une époque éloignée. La douce chaleur qu'il excite, à laquelle s'ajoute celle du coton ordinaire qu'on lui superpose en grande quantité, aide puissamment à l'action plus directe de l'iode absorbé.

Les ***tumeurs lymphatiques diverses, l'engorgement chronique des ganglions cervicaux, axillaires, inguinaux, l'induration chronique*** et ***l'hypertrophie*** qui succèdent à l'engorgement ganglionnaire, ont de tout temps réclamé l'emploi de l'iode à l'extérieur et de l'iodure de potassium à l'intérieur. Le coton iodé se prête admirablement à leur traitement externe.

Dans un cas d'***engorgement lymphatique du foie,*** le seul que j'aie eu l'occasion d'observer, le coton iodé a produit un soulagement des plus rapides.

Les ***kystes séreux,*** les ***kystes synoviaux des tendons,*** au poignet et dans le voisinage des autres articulations, l'***hygroma,*** certaines ***tumeurs du sein, l'arthrite chronique, les abcès froids,*** enfin, ***tous les épanchements de liquide dans une cavité close,*** jadis traités par les solutions d'iode, ***réclament l'usage du coton iodé.***

Par son emploi, on évite l'injection de l'iode dissous dans la poche séreuse, où sa présence ne serait ni sans dangers ni sans douleur.

APPLICATIONS DIVERSES.—CIGARETTES IODÉES.—PANSEMENT
DES DENTS.

En respirant l'air filtré à travers une colonne de coton
iodé, on fait parvenir aisément la vapeur d'iode *dans
les voies respiratoires*. Introduit dans un tube de
verre ou dans un tuyau de plume, le coton iodé offre donc
un moyen facile de préparer des *cigarettes iodées*.

Depuis quelques années, l'iode est appliqué au traitement de *la carie dentaire*. Le coton iodé se substitue avec un avantage marqué à l'iode pulvérisé et à l'a-
cide arsénieux dans le traitement de la carie dentaire. Il
est d'ailleurs de beaucoup préférable au coton ordinaire
dans le pansement des dents, par son action désinfectante
et légèrement caustique.

Le COTON IODÉ DU Dr MÉHU se trouve dans toutes les pharmacies, et particulièrement :

A PARIS, ... ph^{cie}. ***Bourgeaud,*** 20, rue de Rambuteau.

—   — ***Cassan,*** 86, rue du Bac ;

—   — ***Débonnaire,*** 36, rue Faubourg-Saint-Honoré ;

—   — ***Surun,*** 378, r. St.-Honoré ;

A DIJON,   — ***Delarüe,*** 38, rue Charrue ;

A NANTES,   — ***Andouard;***

A REIMS,   — ***Bonnart;***

A VILLEFRANCHE S.-S.,   — ***A. Méhu***.

Pour les demandes en gros, s'adresser à Paris :

A M. ***Thomas,*** pharmacien, 48, avenue d'Italie ;

A M. ***Adrian et Ce,*** au siége de la *Société française de produits pharmaceutiques,* 11, rue de la Perle.

PRIX DU FLACON en France : 3 fr. 50
PRIX DU DEMI-FLACON : 2 fr. »

Exiger la marque et la signature ci-dessous.

www.ingramcontent.com/pod-product-compliance
Lightning Source LLC
LaVergne TN
LVHW050304030726
842520LV00006B/2573